DE L'EAU OXYGÉNÉE

SA PRÉPARATION A L'ÉTAT DE PURETÉ

Ses Applications à la Chirurgie et à la Médecine

PAR

Le docteur BALDY

MÉDECIN INSPECTEUR DES ÉCOLES, MEMBRE DES COMMISSIONS D'HYGIÈNE, ETC.

PARIS

A. DELAHAYE et E. LECROSNIER, Éditeurs

PLACE DE L'ECOLE-DE-MEDECINE

1883

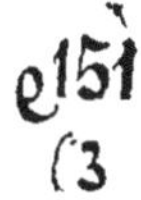

DE L'EAU OXYGÉNÉE

SA PRÉPARATION A L'ÉTAT DE PURETÉ

SES APPLICATIONS A LA CHIRURGIE ET A LA MÉDECINE

937 (3)

DE L'EAU OXYGÉNÉE

SA PRÉPARATION A L'ÉTAT DE PURETÉ

Ses Applications à la Chirurgie et à la Médecine

PAR

Le docteur BALDY ✳

MÉDECIN INSPECTEUR DES ÉCOLES, MEMBRE DES COMMISSIONS D'HYGIENE, ETC.

PARIS

A. DELAHAYE et E. LECROSNIER, Éditeurs

PLACE DE L'ÉCOLE-DE-MÉDECINE

—

1883

EAU OXYGÉNÉE

A l'époque où nous sommes, on peut affirmer que tous les efforts de la thérapeutique chirurgicale se concentrent sur un seul point : éviter le développement possible des purulences.

Les praticiens de tous les pays ont dirigé leur mode de traitement dans ce sens ; et, avec des chances diverses et des procédés différents, en employant soit l'alcool, soit la glycérine, l'acide borique, l'acide phénique, les pansements par occlusion, etc., ont essayé de détruire les causes possibles d'infections.

Les antiseptiques, les désinfectants, sont à l'ordre du jour ; Microbes, Bactéridies ou ferments de toute nature, sont devenus, depuis les travaux de M. Pasteur, les grands ennemis contre lesquels il faut lutter.

Depuis trois ans et après des expériences comparatives, j'avais remarqué que les antiseptiques actuels ne donnent pas toujours des résultats précis, et présentent de graves inconvénients, tant par l'odeur qu'ils répandent, que par l'instabilité des résultats qu'ils peuvent donner.

Mon attention se fixa sur l'eau oxygénée, et je ne tardai pas à me convaincre que ce produit était non seulement un antiseptique de premier ordre, mais encore un excitant qui, bien employé, et suivant des règles fixes, devait donner de très bons résultats.

J'ai longtemps étudié dans l'ombre, ne voulant faire part de mes idées à ce sujet que le jour où des expériences concluantes me permettraient de présenter un travail complet sur la matière.

Ces expériences, j'ai du les faire moi-même, et prier un certain nombre de mes confrères de les poursuivre dans l'intérêt de la cause.

Le résultat statistique obtenu, il me reste à vulgariser ma découverte.

Certes, je ne me flatte pas d'être arrivé à la perfection dans l'application de cet agent, mais du moins, ayant appris à le manier, je puis, en toute sécurité, ouvrir la voie à qui voudra me suivre; heureux de penser que l'expérimentation des autres sera utile à tous, et prouvera que j'ai eu raison d'apporter ma pierre au nouvel édifice qui s'élève.

HISTORIQUE ET PRÉPARATIONS

L'eau oxygénée, ou peroxyde d'hydrogène, découverte par Thénard en 1818, a été l'objet d'un grand nombre de travaux, tant en France qu'à l'étranger.

Les chimistes ont étudié avec soin ce corps singulier ; mais l'industrie, et encore moins la médecine, n'avaient pu appliquer la découverte de Thénard. Les difficultés de préparation, le prix de revient trop élevé, ne permettaient même pas à un produit peu stable, et souvent impur, de prendre une importance analogue à celle que nous pouvons lui attribuer aujourd'hui.

Dumas, vers 1830, l'avait cependant appliquée à la restauration de vieux tableaux, en transformant le sulfure de plomb en sulfate, et un coiffeur parisien avait su, dès 1870, l'exploiter pour la décoloration des cheveux.

Aujourd'hui, plusieurs industries très importantes usent largement du peroxyde d'hydrogène ; mais je n'ai pas à suivre cet ordre d'idées, et je dois simplement faire savoir comment, en m'occupant de la fabrication de l'eau oxygénée, pour être agréable à un ami, je pus m'apercevoir des qualités antiputrides de cet agent, et l'appliquer au pansement des plaies.

Tout récemment une thèse a été présentée à l'Ecole de médecine sur ce sujet (Larrivé, 1883). On trouvera dans ce travail un certain nombre d'observations relatives aux expériences que M. le docteur Péan, déjà édifié, a bien voulu me permettre de faire avec lui dans son service. A ce propos, je suis très heureux de témoigner toute ma gratitude à l'éminent chirurgien de l'hôpital Saint-Louis.

Je dois diviser ce travail en trois parties :

1° Préparation de l'eau oxygénée ;
2° État actuel de la question des germes ;
3° Application pratique de l'eau oxygénée.

L'eau oxygénée est incolore, inodore, ne change pas la couleur du tournesol, mais la détruit.

Elle a un goût métallique, attaque l'épiderme quand elle est concentrée, et doit être conservée, même diluée, au frais et à l'abri de la lumière.

J'ai même constaté plusieurs fois que, dans des bouteilles hermétiquement fermées, s'il s'est dégagé un peu de gaz , la pression de ce gaz sur le liquide, a une tendance très marquée à faire dégager du liquide l'oxygène tenu en dissolution, d'où il résulte qu'un bouchage hermétique est plutôt nuisible qu'utile.

Il est très important, au point de vue de la préparation et de la conservation de l'eau oxygénée, de connaître son action sur les divers corps simples ou composés. Je dois en dire quelques mots.

Certains corps, tels que l'antimoine, l'étain, le soufre, la silice, etc., n'ont aucune action sur l'eau oxygénée. Certains autres, platine, or, argent, plomb, bismuth, charbon, fibrine, etc., la décomposent sans subir eux-mêmes aucune altération.

D'autres, tels que le potassium, le sodium, l'arsenic, les sulfures de cuivre, de plomb, d'antimoine, les oxydes de barium, de calcium, etc., s'oxydent en la décomposant.

Enfin les oxydes d'argent, de platine, le peroxyde de manganèse, l'acide chromique, décomposent l'eau oxygénée et se décomposent eux-mêmes en revenant à l'état métallique.

C'est en étudiant l'action des bioxydes sur les acides étendus que Thénard constata qu'une partie de l'oxygène du bioxyde restait dans la dissolution.

Surpris par ce résultat auquel il ne s'attendait guère, il continua ses expériences et parvint, après un grand nombre d'essais, à produire une eau contenant une quantité considérable d'oxygène.

Voici du reste qu'elle était sa manière d'opérer :

Il introduisit dans un verre à expérience, entouré de glace ou d'eau glacée, 200 centimètres cubes d'eau distillée ; il ajouta une quantité d'acide chlorhydrique suffisante pour dissoudre 15 grammes de bioxyde de baryum.

Le bioxyde de baryum, préalablement réduit en bouillie épaisse, fut versé à petites doses dans la liqueur continuellement agitée. — Le chlorure de baryum ainsi formé, fut neutralisé par une certaine quantité d'acide sulfurique, et l'acide chlorhydrique renouvelé, put de nouveau se combiner avec une égale quantité de bioxyde, qui fut précipité par l'acide sulfurique.

De cette manière, l'acide chlorhydrique se trouvait renouvelé et la dissolution chargée d'une certaine quantité d'oxygène.

Après avoir répété plusieurs fois la même manipulation, Thénard filtrait sa dissolution, et ajoutait de temps en temps une certaine quantité d'acide chlorhydrique, pour remplacer celui qui se perdait dans la filtration.

En agissant ainsi, l'illustre chimiste put arriver, grâce à l'addition strictement nécessaire de sulfate d'argent, pour former un chlorure d'argent insoluble, et de l'eau de baryte, pour former un sulfate de baryte également insoluble, à se procurer une eau oxygénée, qui, soumise au vide de la machine pneumatique, en présence de l'acide sulfurique, donna 475 fois son volume d'oxygène.

Un litre d'eau oxygénée a un volume dégageant un litre d'oxygène, celle de. Thénard devait en dégager 475 litres.

Plus tard, Pelouse, pour éviter les deux dernières opérations, proposa de substituer à l'acide chlorydrique, l'acide fluorhydrique.

Tous les acides, du reste, qui avec la baryte forment un sel insoluble, acide sulfurique, acide phosphorique, acide borique, etc., et même acide carbonique, peuvent être employés.

On arrive par l'emploi de ces acides à produire de l'eau oxygénée, mais bien que cette méthode soit plus économique, elle présente dans l'exécution des difficultés assez nombreuses, et les résultats sont souvent médiocres. L'eau obtenue est moins pure, moins stable, et le volume de l'oxygène est généralement très faible.

Dès 1879, je me mis à l'œuvre pour obtenir de l'eau oxygénée, — sans me douter des difficultés que j'allais rencontrer.

Reproduisant l'expérience de Thénard, je dus même travailler longtemps avant d'obtenir une eau irréprochable, au point de vue de sa composition intime.

Quand le but fut atteint, il fallut bien remarquer que le prix de revient était trop considérable pour mettre le produit au service d'expériences pratiques.

Mais, désireux d'arriver, je me remis au travail, employant pour remplacer l'acide chlorhydrique, tous les acides dont j'ai déjà parlé.

Avec quelques uns, j'obtins d'assez bons résultats, mais sans produire un volume considérable d'oxygène et sans obtenir une eau ayant une stabilité suffisante.

C'est dans le cours de ces dernières expériences que, vers la fin d'août 1881; je fus frappé, en versant une petite quantité d'eau oxygénée mal préparée, dans un seau d'eau putride, de voir l'odeur nauséabonde disparaître presque instantanément. — Une même quantité d'eau oxygénée mise dans 6 à 800 grammes de lait, tenu à une température de 25 degrés, me permit de garder ce lait pendant quatre jours sans fermentation.

Le coagulum se forma vers le quatrième jour et son goût n'avait rien de désagréable.

Je multipliai les expériences, et les phénomènes observés, les résultats heureux ne me laissèrent plus aucun doute sur les qualités antiputrides de l'eau oxygénée.

A la même époque, j'avais, dans mon laboratoire, un garçon affecté, à la suite d'une pleuro-pneumonie, d'une bronchite suspecte accompagnée de respiration rude aux sommets, avec quelques craquements du côté droit. — Les phénomènes de tuberculisation s'amoindrirent rapidement, la toux disparut au bout de deux mois. Ce même garçon portait à la face dorsale de la main gauche une plaie qui fut rapidement guérie.

Il m'était impossible de ne pas rapporter à l'influence de l'eau oxygénée, l'amélioration dont je venais d'être témoin, et, par suite, de ne pas être entièrement fixé sur la valeur antiseptique du peroxyde d'hydrogène.

Tous mes efforts tendirent, par suite, à obtenir un produit exempt de principes toxiques, neutre, ou légèrement acide, pour pouvoir l'appliquer à la chirurgie et à la médecine.

D'abord, je dus constater que les produits fournis, qu'on me donnait comme très purs, principalement le bioxyde de baryum, ne l'étaient guère, et je parvins enfin, en variant la dose des acides employés par Thénard, en ménageant surtout l'acide chlorhydrique, en me débarrassant du fer, du manganèse et de l'arsenic contenus dans le bioxyde et les acides, en perfectionnant mes appareils, à produire, sans avoir recours à la glace, une eau suffisamment stable, ne renfermant plus de traces de chlorure de baryum, ou du moins, n'en contenant que des quantités négligeables.

L'eau obtenue de cette façon revenait, même portée, à 20 ou 25 volumes, à un prix relativement modéré.

J'étais arrivé au but de mes efforts, il ne me restait plus qu'à commencer mes expériences.

Je pansai d'abord, à l'eau oxygénée, quelques petites plaies trouvées dans la pratique courante ; ces plaies ne tardèrent pas à se cicatriser.

Dès les premiers mois de 1882, des cas plus sérieux, ulcères variqueux, muguet des enfants, cystite purulente même, ne résistèrent pas au traitement, et je ne comptai qu'un insuccès relatif à un ulcère variqueux, greffé sur un eczéma à l'état aigu.

Dans la première quinzaine du mois de mai, j'eus à traiter un phlegmon diffus du bras et de l'avant-bras, pour lequel le docteur Péan fut appelé en consultation.

Le traitement prescrit ne donnant aucun bénéfice, le mal faisant des progrès sensibles, je ne craignis pas, après avoir fait deux incisions à l'avant-bras et une au bras, de faire par les ouvertures des injections à l'eau oxygénée.

Le malade fut rapidement soulagé et la guérison ne se fit pas longtemps attendre.

Le docteur Péan, frappé de ce bon résulat et se rappelant quelques expériences de laboratoire de MM. Paul Bert et Régnard, accepta mon idée d'expérimenter, dans son service, le nouveau produit.

Pendant trois mois tous les opérés, tous les blessés de cet important service furent pansés à l'eau oxygénée, neutralisée, préparée par moi-même, et, si quelques fautes furent commises dans le principe, nous pûmes, grâce à l'observation journalière et à l'intelligente activité des trois internes, corriger ces fautes.

Dans ce laps de temps il n'y eut qu'un seul cas de mort, et encore le défunt, amputé de la cuisse, était-il d'abord pansé à l'acide phénique. Ce malade, alcoolique, fut pris d'un érysipèle avec abcès, qui s'améliora promptement sous l'influence de l'eau oxygénée. Les accidents calmés; l'opéré, étant dans un état très satisfaisant, fut par précaution transporté dans un pavillon spécial, où n'étant plus suffisamment surveillé par le chef de service et les internes, les pansements furent négligés, et ce pauvre homme finit par succomber des suites d'une escharre au sacrum.

Les bons résultats obtenus dans ce grand service hospitalier, ne purent que m'encourager, me faire constater de nouveau le bien-fondé de l'eau oxygénée et me faire comprendre, d'une façon plus exacte, la manière de s'en servir.

Il serait puérile, en effet, de croire que le hasard seul doit présider aux pansements opérés avec le peroxyde d'hydrogène et que l'on peut se servir de ce produit sans suivre des règles déterminées ; agir ainsi serait s'exposer à de graves mécomptes, comme j'ai pu le constater.

L'eau oxygénée n'est pas une panacée universelle, c'est un produit excellent, antiputride, topique modificateur très puissant, meilleur que ceux employés jusqu'ici, à la condition de savoir s'en servir.

Je poserai d'ailleurs mes conclusions à la fin de ce travail, et tout me porte à croire que mes confrères, loin de me blâmer, m'aideront et m'encourageront à persévérer dans la tâche que j'ai entreprise.

DES GERMES

La question des germes, les savants étant loin d'être d'accord, mérite que je m'y arrête un instant.

Je ne m'attarderai pas à discuter les différents systèmes, je me contenterai, dans l'intérêt de mon œuvre, de faire connaître, aussi brièvement que possible, le sentiment de nos maîtres.

L'idée de parasites, animaux ou végétaux infectieux, est aussi vieille que la science, et malgré les travaux des modernes et leurs recherches microscopiques, de plus en plus nombreuses, nous sommes encore dans le doute, quand il s'agit de savoir si les protozoaires, bactéries, bactéridies, sont des êtres inférieurs, infectieux de toute pièce, quand ils sont introduits dans l'organisme, ou si, tout en existant comme ferments d'abord, ils sont incapables, en dehors de certaines conditions mesologiques, de produire des accidents.

Depuis que les granulations moléculaires ont été considérées par M. Béchamp (*Compte-Rendu de l'Académie des Sciences*, t. LXVI, p. 421, 860, 863), comme de véritables organismes vivants, agents de fermentation, les mycrozymas sont entrés en grande faveur, et peu s'en est fallu qu'on ne trouvât dans leur développement, leur multiplication, leur présence, l'explication de tous les phénomènes de septicémie, d'infection générale de l'organisme en particulier et de l'air ambiant en général.

Le fait certain, c'est que la science de la *Microbie* s'est attachée a démontrer que les bactéries existent et que ces bactéries appartiennent ou au règne animal ou au règne végétal.

Pour Ch. Robin, les sporules cryptogamiques, appelées *germes*, sont de celles qui jouent le rôle de ferments, de levures, et par suite, toutes les altérations qu'on leur attribue, depuis les putréfactions cadavériques jusqu'aux altérations morbides sur le vivant, virulentes, infectieuses, tuberculeuses, hypertrophiques, suppuratives et autres, devraient par les panspermistes être appelées des fermentations animales.

Par suite, ajoute le savant professeur, c'est : ferment syphilitique, vénérien, varioleux, vaccinal, typhique, infectieux, cholérique, furonculeux, etc... qu'il faudrait dire, et non plus virus.

Aussi, pour être clair, faudrait-il dire encore que des ferments, très-voisins par leur forme, pourraient être chacun très-différamment zymotiques pour les principes de nos humeurs ; que peut-être devant un même ferment le corps humain, donne-t-il des maladies diverses, selon la constitution des individus, comme la même espèce de raisin donne du vin bon ou mauvais, suivant les modes de la maturation, bien que la levure alcoolique reste ici la même.

Pour M. Pasteur, les spores auxquelles il a donné le nom de corpuscules-germes, de vibrions septiques, ne redoutent pas l'action de l'oxygène (qui tue les vibrions eux-mêmes), par conséquent, ces germes peuvent et doivent vivre dans l'air ambiant, et sont dispersés et semés par lui ; donc ils sont aérobies ou anaérobies.

Nous verrons bientôt que ces germes ne peuvent se développer au contact de l'eau oxygénée.

Davaine a fait deux groupes des bactérium de Dujardin :

1° Celui des bactéries ;

2° Celui des bactéridies ;

Le premier possédant des mouvements; le second n'en possédant pas.

Cette distinction n'est pourtant pas absolument exacte, car certaines bactéridies ont un mouvement rapide, en ligne droite; d'autres un mouvement rectiligne et oscillant; d'autres encore progressent en tournant sur elles-mêmes ou en présentant un mouvement spiroïde ou anguilliforme, comme les vibrions, ou un mouvement en spirale comme le spirillum, etc.

Je ne peux insister plus longuement sur ce point; encore moins sur les diverses dénominations imposées à ces schizomycètes, par Béchamp (*Académie des Sciences*, 1880, t. LXIII, p. 453), par Bollinger, Klebs, Hallier, Bilroth, Miquel, Pasteur; encore moins sur leur spécifité, car il faudrait, comme le fait remarquer Vidal, inoculer avec des produits de culture pour se faire une idée exacte de la valeur de ces proto-germes.

Il est important pour moi d'esquisser les traits principaux de la question scientifique à laquelle je veux appliquer mon produit au point de vue thérapeutique.

Suivant M. Miquel, les spores des bactéries, communes et infectieuses, varient de quantité suivant les saisons ; cette quantité, faible en hiver, reste habituellement élevée en été et décroit rapidement en automne. L'humidité, en effet, les retient sur le sol, tandis que la sécheresse et le vent les disséminent dans l'air.

Sous le rapport de la température humide, les bactéries ont une résistance moindre que leurs spores ; celles qui sont tuées à 45 ou 50 degrés laissent des spores qui ne perdent leurs faculté de germer qu'à 55 ou 60 degrés.

La composition du liquide, acide ou alcalin, fait varier de quelques degrés, en plus ou en moins, la température à laquelle sont détruits ces germes, ces ferments.

M. Toussaint a constaté qu'en chauffant le sang charbonneux défibriné à 55 degrés pendant vingt minutes, ce sang reste virulent, mais ne donne qu'une légère fièvre charbonneuse qui met l'animal, ainsi inoculé, à l'abri du charbon.

M. Pasteur doit très probablement se baser sur ce principe, en choisissant les liquides, pour faire ses cultures, afin d'obtenir le virus atténué:

Je n'ai que peu de choses à dire de la nature des germes qui, pour M. Béchamp, sont de nature animale, et, pour le plus grand nombre, de nature végétale.

Quoiqu'il en soit, ces germes, d'après Tyndall, peuvent bien entrer dans le corps, mais ils n'en sortent pas ; ce qu'il a démontré, pour les canaux bonchiques, par les respirateurs d'ouate. Il croit du reste que les germes, qui font naître dans l'économie les maladies épidémiques, sont ceux qui se logent dans les voies aériennes, d'où ils peuvent à loisir pénétrer au travers de la muqueuse respiratoire (*Revue des cours scientifiques*, Paris, in-4, 1870, p. 238).

M. Chauveau, parlant des agents de la virulence, les confond, comme M. Béchamp, avec des granulations intra-cellulaires (*Acad. des sciences*, 1871, t. LXXIII, p. 117) et pense que le corps est aussi apte à leur entrée qu'à leur sortie.

Pour M. Pasteur, le corps humain est complètement fermé à l'introduction des germes, excepté le tube digestif, excepté aussi, dans certains cas pathologiques (plaies), avec issue par les reins. Suivant ce savant encore, il n'y a pas un cas de putréfaction pendant la vie ou après la mort, sans qu'il y ait eu pénétration des germes venus de l'extérieur.

Cependant MM. Larrey, Gosselin, Pasteur et A. Guérin (*Académie des sciences*, 1875, t. LXXX, p. 83) ont vu des bactéries développées dans le pus d'un malade, sous un pansement ouaté, datant de dix-neuf jours, et M. J. André, à l'hôpital Saint-Louis, a pu en rencontrer pendant le cours d'une longue suppuration, sur un malade pansé à l'acide phénique, dans le service de M. Péan.

Je ferai remarquer que ces bactéries, ou vibrions, pouvaient pénétrer avec facilité dans les capillaires à nus, ou en voie de formation, et pourtant elles n'ont donné lieu à aucune infection purulente.

Cette remarque a une valeur considérable, car elle tend à démontrer que cette fermentation n'a pas toujours le pouvoir, malgré les produits qu'elle engendre, de donner naissance à une intoxication spéciale; elle montre que les opinions de Tyndall, de Pasteur, de Chauveau, sont encore loin d'être précises, malgré la netteté des formules qui les caractérisent, et me conduisent à penser que les virus atténués feraient bien mieux d'être détruits.

Certains chirurgiens pensent que les proto-organismes ne représentent pas des êtres parasitaires, mais sont des véhicules de matières purulentes ou infectieuses. Ch. Robin (*journal d'anatomie et de physiologie*, 1879, p. 465), croit que la nocivité des cryptogames tient à la fois à ce que chaque cellule ou ferment prend anormalement au sang pour l'assimiler et à ce qu'elle lui donne en fait de principes accidentels, formés par sa désassimilation propre, dite fermentation.

2

Il est possible, et même probable, que dans ce milieu alcalin, cé soient, selon la nature des cryptogames, des acides butyriques, etc... qui se produisent, formations qui mettent en liberté des principes odorants ou non, souvent fétides, décomposant ainsi graduellement le plasma, rendant la nutrition de plus en plus imparfaite et nulle enfin, ce qui est la mort.

De plus la bénignité dans un cas, la malignité dans l'autre, pour user des termes vulgaires, du charbon, de la fièvre puerpérale, peuvent tenir, non à la nature de bactéries, mais à la constitution propre de l'organisme infecté ; et de même pour le fait de l'inoculabilité ou non inoculabilité de ces maladies, à tels ou tels animaux. »

Cette opinon, si parfaitement exposée, semble très juste, si on veut bien se rappeler ce que j'ai dit plus haut relativement aux bactéries trouvées sur des pièces de pansement, bactéries très vivantes, très actives, n'agissant pas, mais pouvant agir, ainsi que le prouvent certains accidents de septicémie rapidement mortels.

Je dois enfin conclure que si la cause de l'infection produite par ces bactéries et leur manière d'agir, n'est pas encore déterminable, elle est du moins cliniquement observable et je suis persuadé que ces accidents ne se produiront plus, lorsque l'emploi bien entendu de l'eau oxygénée sera vulgarisé.

Au résumé deux doctrines sont en présence, l'une fait des bactéries une organisation vivante; l'autre ne voit dans ces protogermes que des végétaux susceptibles, par un mécanisme spécial, d'infecter l'organisme en agissant sur les humeurs.

D'un côté, nous avons une action parasitaire, de l'autre, un véhicule d'infection.

Le temps et de patientes expériences feront sans doute la lumière plus tard sur ces questions scientifiques, que j'ai exposées avec rapidité. Pour moi, conduit à constater des accidents chez des malades, j'ai essayé de trouver un remède et j'ai remarqué que non-seulement l'eau oxygénée agit comme un modificateur des tissus, mais encore comme un antiseptique, en détruisant le parisite infectieux ou le véhicule d'infection.

Avant de donner le mode d'emploi et mes conclusions, je crois devoir faire connaître quelques-unes des expériences faites avec M. André, à l'hôpital Saint-Louis et au laboratoire de la Faculté.

Ces expériences serviront de trait d'union entre la deuxième et la troisième partie de ce travail.

EXPÉRIENCES DE LABORATOIRES

I

Action de l'eau oxygénée à 8 volumes sur le sang à l'état frais.

Une goutte de sang fut déposée sur une plaque de verre légèrement chauffée dans de l'iode–sérum.

L'examen microscopique donna approximativement un globule blanc, pour 320 globules rouges; les globules rouges présentaient une coloration rouge foncée fort accusée.

Une nouvelle goutte de sang fût placée dans de l'eau oxygénée.

Une troisième fut mise sous un verre sans addition de liquide, et nous pûmes concurremment suivre les trois expériences.

1° Les mouvements amiboïdes des globules blancs continuèrent dans l'iode serum tiède, les globules rouges ne s'empilèrent pas et conservèrent leurs caractères pendant une dizaine de minutes sous l'influence du refroidissement, les globules se rapprochèrent, mais sans former de piles distinctes et sans présenter à leur surface l'exudation cadavérique, décrite par Ch. Robin, tout au plus augmentèrent-ils de volume en gardant une forme sphérique des plus nettes et quelques granulations visibles à un fort grossissement, représentant de futurs dépôts d'hématosine.

2° Au contact de l'eau oxygénée, une vive réaction se produisit, et put nuire un instant à l'observation; il fut facile cependant de constater que les globules blancs se ratatinaient, se nucléaient et que la fibrine se coagulait rapidement. Les globules rouges n'avaient aucune tendance à s'empiler, mais se décoloraient à tel point que leur examen devenait presque impossible. Il en était de même des globulins. Nous insistons sur la décoloration de ces globules, en regrettant que le temps nous ait manqué pour les soumettre à l'examen spectroscopique.

3° La troisième goutte de sang donna les résultats que l'on trouve décrits dans tous les traités d'histologie; il n'y pas lieu de s'y arrêter.

II

Pus frais provenant de la cavité d'un abcès chaud à la cuisse. Eau oxygénée à 7 volumes.

Nous constatons sur les éléments des réactions analogues à celles que nous avons décrites dans la première expérience.

Les nucléoles des leucocytes s'accentuent peut-être plus encore.

On sait que pour Ch. Robin, le pus est une sérosité interstitielle (*Dict. de Nysten*, p. 1311), liquide comme les autres au début de sa formation, tant que les leucocytes n'y apparaissent pas encore, plus ou moins troublée et colorée ensuite par la production de plus en plus abondante de ces éléments, puis revenant à l'état séreux dans les derniers jours où les dernières heures de la cicatrisation, lorsque la génération des éléments anatomiques de réparation l'emporte sur celle des leucocytes de suppuration.

Le serum se compose d'eau et de sels d'origine minérale, de principes graisseux et de cholestérine, de pyine et d'albumine. Sous l'influence de l'eau oxygénée les principes graisseux disparaissent, ainsi que les granulations contenues dans les vieilles cellules, les noyaux apparaissent très brillants, au nombre de deux, trois ou quatre par cellules.

L'albumine se coagule très lentement ou ne se coagule pas.

III

Pus provenant de la cavité d'un abcès froid de longue date. — Pus provenant d'une résection du genou.

Nous avons réuni ces deux cas parceque les résultats fournis par nos expériences ont été identiques. Dans les deux cas, en effet, on trouvait des bactéries droites ou plus ou moins flexueuses, spiroïdes, et se mouvant soit comme une hélice, soit en formant des mouvements ondulants.

Les plus petites de ces productions (micrococcus) avaient un mouvement Brownien difficile à différencier du mouvement analogue des granulations graisseuses, abondamment répandues dans la préparation.

Mais sous l'influence de l'ammoniaque, de l'acide sulfurique et de la soude, la différenciation devenait facile.

Au contact de l'eau oxygénée leurs mouvements s'arrêtèrent subitement, comme au contact de l'ammoniaque.

Les bactéries jouant, ainsi que nous l'avons vu, le rôle de destructeurs des principes immédiats des tissus et des humeurs, à l'époque où on les nomme ferments, peuvent occasionner dans certains cas déterminés, la septicémie ; or, soit à l'état uni-cellulaire, soit à l'état panci-cellulaire, elles peuvent vivre sans air et vivre sous des pièces à pansement (Gosselin, Larrey, etc.); on sait qu'elles vivent dans l'acide carbonique. Elles ne vivent pas dans l'eau oxygénée.

D'après M. Robin, elles n'ont pas de propriétés virulentes qui leur soit propre, c'est-à-dire spécifiques, variant d'une espèce à une autre ; elles ne sont pas le virus, mais leur petitesse se prête à ce qu'elles servent de véhicule aux humeurs virulentes, quand elles s'y trouvent.

En raison des propriétés qu'elles possèdent, elles jouent le rôle de ferment, un rôle de complication dangereuse comme agent de putrescibilité sur le cadavre ou sur le vivant déjà malade.

Dans le pus provenant des deux malades dont nous parlons, leur abondance était telle que l'examen en était des plus faciles.

L'expérience a été recommencée plusieurs fois sous diverses températures et toujours le résultat a été positif; le parasite cesse d'exister.

Il était bon de savoir si l'influence de l'eau oxygénée n'était que momentanée, aussi avons-nous poursuivi une des expériences pendant sept heures, sans découvrir le moindre mouvement.

Ajoutons, en rappelant les expériences de Guérin, Gosselin, Pasteur, que les bactéries vivent sous les pansements ouatés, et que nous les avons vues continuer à se mouvoir dans les solutions phéniquées.

Nous insistons sur ces deux dernières analyses. En effet, que les bactéries soient ou des parasites ou qu'elles soient des véhicules d'infection, il n'en reste pas moins acquis qu'elles peuvent devenir nuisibles. Leur noscivité disparaît avec elles par l'emploi de l'eau oxygénée.

IV

Infusoires mis en rapport avec l'eau oxygénéé à 8 volumes.

Une goutte d'eau provenant d'une vieille fontaine est déposée sous le porte-objet. Elle contient un nombre considérable d'infusoire ciliés, surtout des paraméciens et des stentoriens.

En se trouvant en rapport avec l'eau oxygénée, leurs mouvements se précipitent quelques secondes, puis s'arrêtent brusquement. Le corps de l'animal se gonfle d'abord, puis se ratatine, il semble devenir visqueux et adhérer aux parois du verre.

Une certaine quantité de liquide est placée dans une éprouvette contenant des infusoires de tous ordres ; à cette quantité de liquide, on ajoute une solution d'eau oxygénée ; il se produit immédiatement un développement considérable de gaz. Quelques larves de vers rouges, contenus dans le liquide, prennent une coloration foncée, s'arrêtent, meurent et se décolorent ensuite, peu à peu, comme les algues contenues dans la solution.

Quant aux vibrions, on les retrouve sous le champ du microscope, et, à quelque genre qu'ils appartiennent, ils sont immobiles. En colorant la goutte de liquide qui les renferme avec une solution de carmin et de glycérine, on peut les conserver et les étudier facilement.

V

Le Tricophyton de la teigne a été soumis à l'action de l'eau oxygénée. Le cheveu ne tarde pas longtemps à blanchir, ce qui a une certaine importance au point de vue de l'examen du système pileux.

Les spores rondes et ovales, incolores ou légèrement verdâtres de 0.003 à 0.005, se ratatinent et perdent leur netteté de contours.

Il en est de même de tous les parasites, de toutes les torula que l'on trouve entre les cellules épithéliales et de celles qui accompagnent ou qui provoquent le pytiriasis.

VI

Les acarus de la gale, comme un grand nombre de parasites arachnéidiens, sont très sensibles à l'action de l'eau oxygénée et périssent dans une solution à 6 volumes. Ajoutons que les bactéries, situées entre les dents, et les animaux parasites qui les accompagnent souvent, sont aussi rapidement détruits.

VII

Dans le muguet, les spores (0.004), les cylindres tubuleux et granulés sont très sensibles à l'action de l'eau oxygénée.

Les renflements de l'oïdium albicaus disparaissent, les granulations s'effacent, les spores se ratatinent.

Je poursuis depuis peu, avec M. Cherbuliez, au laboratoire de la Faculté, quelques expériences, notamment sur le charbon, dont je ferai plus tard connaître les résultats.

Il serait facile de continuer la nomenclature de toutes les expériences faites et variées à l'infini; nous nous arrêterons ici, ayant suffisamment démontré que non-seulement les organismes parasitaires, infectieux, sont détruits par l'eau oxygénée, ce qui nous intéresse au point de vue chirurgical, mais que les organismes supérieurs n'y résistent pas.

Ce dernier point, appartient plus spécialement au domaine médical.

De l'état actuel de la science, tel que nous l'avons exposé, des expériences que nous avons citées, des observations publiées dans la thèse de M. le Dr Larrivé, il résulte que partout où peuvent se développer des agents d'infection l'emploi de l'eau oxygénée est parfaitement indiquée.

Laugier (1862), Jules Guérin, Demarquay, à des titres divers, avaient reconnu et signalé l'action excitante de l'oxygène; nous y avons ajouté l'action antiseptique.

Les expériences de laboratoire de l'habile professeur P. Bert, sur l'air comprimé et l'oxygène, celles du Dr Régnard, qui a démontré, avec un appareil des plus ingénieux, que les fermentations s'arrêtent sous l'influence de l'eau oxygénée, sont parfaitement d'accord avec nos propres expériences.

Il me reste maintenant, après avoir bien indiqué, ce qui est de la plus grande importance, la double action de l'eau oxygénée, à donner le mode d'emploi de ce nouvel agent.

MODE D'EMPLOI ET OBSERVATIONS

Je dois d'abord faire observer que l'eau oxygénée, destinée aux malades, exige dans sa préparation beaucoup de précautions ; des produits irréprochables.

L'eau industrielle, préparée en grande quantité, peut bien être neutralisée, mais elle renferme toujours, dans l'intérêt de la décoloration, des substances qui peuvent être nuisibles à la santé.

Il n'est pas rare, en effet, outre des sels solubles variés, d'y trouver une certaine quantité d'arsenic.

Ceci posé, je trouve indispensable, pour me faire bien comprendre, de diviser en deux grandes catégories les cas dans lesquels on doit employer en chirurgie l'eau oxygénée (Nous ne dirons dans ce premier travail que peu de choses des affections médicales).

1° Les plaies, les blessures encore fraîches ;

2° Les plaies déjà vieilles ou suppurant abondamment.

Pour les plaies produites par une opération toute récente, je ne vois pas trop l'utilité d'avoir recours à notre agent, tout au plus devrait-on, l'opération terminée, laver la plaie avec de l'eau oxygénée à un volume, et je préfère même avoir recours à une pulvérisation de courte durée avec un pulvérisateur à main.

Dés le début, en effet, les plaies n'ont pas besoin d'être excitées, et l'action antiseptique de l'eau oxygénée ne me paraît pas indispensable, puisqu'elle tendrait, si je ne me trompe, à détruire une cause qui n'existe pas encore.

Du reste, de la tarlatane imbibée d'eau oxygénée à deux ou trois volumes, recouverte d'une toile imperméable sur laquelle on appliquera une forte couche de ouate, sera plus que suffisante pour mettre obstacle au développement des germes.

Pour les amputations, lorsque l'on a laissé un drain dans la plaie, on peut au troisième jour faire un lavage avec une eau aussi peu concentrée que possible (un à trois volumes).

En présence, en effet, des matières purulentes, des globules du sang ou des liquides épanchés dans la cavité de la plaie, l'oxygène se dégage avec une certaine force et pourrait, surtout si la solution était un peu concentrée et que cet oxygène n'eût pas une issue suffisante, conduire à des accidents très-sérieux.

Si par hasard une suppuration abondante et fétide venait à s'établir, le titre de la dissolution serait augmenté et l'injection serait faite avec lenteur, de façon à permettre au gaz de se dégager après avoir produit son effet.

On doit agir de même quand on fait une injection dans la cavité d'un abcès et bien savoir que dans certaines régions, surtout au cou, une accumulation d'oxygène pourrait avoir des conséquences très-fâcheuses.

Pour les plaies déjà vieilles suppurant abondamment et offrant des caractères de mauvaise nature, pour les ulcères variqueux, pour les plaies atones, je me sers d'eau à 6 ou 7 volumes.

On peut même, sans inconvénient, augmenter le titre de cette eau.

Après le lavage, des compresses imbibées du même liquide seront, comme dans le pansement dit de Lister, appliquées sur la plaie, qui se trouvant dans un bain antiseptique et excitant, prendra en peu de jours un bon aspect et tendra à une cicatrisation rapide.

Ces pansements doivent être bien faits, les compresses bien

entourées par la toile imperméable et la ouate, afin d'éviter une déperdition trop rapide d'oxygène.

Il est utile, dans certains cas, de faire deux pansements par jour.

Si les bourgeons charnus évoluent avec une trop grande intensité, il est bon de les toucher légèrement avec le nitrate d'argent.

Telles sont les grandes lignes du traitement chirurgical ; il me reste à transcrire quelques observations relatives surtout à des affections spéciales, et je pense que ces observations, jointes à celles que l'on trouvera dans la thèse du docteur Larrivé, suffiront pour vulgariser le nouveau produit.

OBSERVATION I. (Dr Benjamin Auger)

L'eau oxygénée a été appliquée avec succès dans le cas suivant de la pratique du Dr Benjamin Auger.

Le malade, jeune artiste de 22 ans, était atteint depuis plusieurs années d'une tumeur du sein droit, ayant le volume des deux poings et percée de cinq trajets fistuleux qui s'étendaient dans toute son épaisseur.

Le sujet était lymphatique et la nature de cette tumeur, qui ne s'accompagnait pas d'engorgement ganglionnaire, était du genre de celles que les chirurgiens anglais ont décrites sous le nom de tumeurs scrofuleuses ou lymphatiques du sein.

Le docteur Benjamin Auger, de concert avec MM. les docteurs Bourgeois, de Ceballos et Barroso, pratiqua l'extirpation de la tumeur le 15 novembre 1882.

L'opération dura environ une heure ; les prolongements de la tumeur, composée en grande partie de tissu inodulaire, les trajets fistuleux furent extirpés en totalité, grâce à des incisions qui, réunies, for-

maient une plaie de la largeur de deux mains. — Des ligatures nombreuses furent pratiquées et le pansement fut fait de la façon suivante :

Des fragments d'agaric imbibés d'eau oxygénée, à 3 volumes, préparée d'après la formule du Dr Baldy, furent placés sur la plaie, en
remplissant les anfractuosités; une forte couche de charpie recouvrait
l'agaric et le tout était maintenu par un bandage de corps.

Ce pansement fut renouvelé le deuxième jour de l'opération et réap-
pliqué ensuite de la même façon tous les jours; pendant deux mois,
au bout desquels la guérison était obtenue.

Elle s'est maintenue depuis.

Il n'y a jamais eu d'inflammation des bords de la plaie, qui fut toujours très rosée et sans odeur; — pas de fièvre pendant toute la durée
du traitement.

Des pansements phéniqués, faits pendant deux ou trois jours vers le
milieu du traitement, n'avaient pu être supportés.

Observation II. (Dr Baldy)

Phlegmon diffus de l'avant-bras et du bras. — Guérison rapide.

Appelé le 17 mai 1882, pour donner des soins à M. D..., avenue de
Clichy, 81, qui s'était piqué la veille avec une aiguille, au niveau de la
quatrième articulation métacarpo-phalangienne droite, je trouvai le
malade très agité et ayant des traînées de lymphangite à la face
dorsale de la main.

Prescription. — Potion avec deux grammes d'alcoolature d'aconit.
Limonade cuite pour boisson. Onctions avec l'onguent napolitain et
cataplasmes.

A ma visite du soir, l'inflammation avait gagné l'avant-bras. —
Gonflement considérable de la main. — Pouls à 108.

Même prescription et en plus prise en deux fois de un gramme de
sulfate de quinine.

Le 18, dans la matinée, tout l'avant-bras était pris. — Pouls à 112.

Même traitement et bains locaux émollients. — Le soir, traînées
de lymphangite du côté du bras. — Pouls à 116.

Le 19 au matin, l'inflammation avait envahi tout le bras. — Pouls
à 120, céphalalgie, vomissements.

Même traitement, sauf la quinine. — Glace à l'intérieur.

Effrayé de la marche rapide du mal, je demandai une consultation et le Dr Péan fut appelé. — Pronostic peu satisfaisant de l'habile chirurgien, qui conseille de faire à la peau de larges scarifications et de badigeonner le membre avec de l'éther saturé de camphre.

Le 20, à notre première visite, le mal de tête persistait, de même que les vomissements. — Pouls à 120. — Empâtement de l'avant-bras et du bras, qui avaient doublé de volume.

Même traitement. — Continuation de la glace.

Le soir, constatant un peu de fluctuation vers la partie inférieure et interne de l'avant-bras, je fis une incision assez large qui donna issue à une certaine quantité de pus mal lié.

Même traitement. — Bains émollients et glace pour combattre les vomissements qui persistaient.

Le 21, le malade m'annonça que le mal de tête était moins intense, que les vomissements n'étaient plus si fréquents. — Pouls à 120. — Un peu de rougeur du côté de la paroi thoracique. — Fluctuation à la partie supérieure et postérieure de l'avant-bras.— Incision.— Écoulement de pus sanieux en assez grande abondance.

Je me décidai alors à faire par cette incision, sans tube à drainage, une injection de 150 grammes environ d'eau oxygénée à 7 volumes.

Cette injection fut un peu douloureuse, le liquide injecté ne s'écoula que difficilement; la peau décollée fut distendue par le dégagement de l'oxygène et je fus obligé par une pression douce de faire évacuer liquide et gaz par les incisions. — La douleur fut calmée au bout de quelques minutes.

Application sur tout le membre d'eau oxygénée au même volume. — Toile gommée et ouate par dessus.

Le 22, mieux sensible. — Pouls à 96.— Ecoulement de pus abondant et presque crémeux. Incision à la partie inférieure postérieure et externe du bras. — Pus abondant et peu respectable.

Injection moins douloureuse avec de l'eau à 4 volumes par les trois ouvertures. — Compresses d'eau oxygénée renouvelées deux fois par jour.

Le 23, le malade qui avait dormi toute la nuit, me demanda à prendre une nourriture plus solide. — Autorisation. — Pouls à 84. — Extraction, par l'incision inférieure de l'avant-bras, d'un lambeau de tissu cellulaire mortifié, mesurant 20 centimètres de longueur sur 2 ou 3 de large. — Pus crémeux encore assez abondant. Injection avec de l'eau à 2 volumes. — Compresses avec de l'eau à 4 volumes.

Je fis encore des injections pendant cinq jours et retirai plusieurs fois des parcelles de tissu mortifié.

Le 29, l'écoulement étant presque séreux, j'arrêtai les injections.

Les compresses furent continuées jusqu'au 1ᵉʳ juin, et le 6, le malade complètement guéri fut présenté au docteur Péan.

OBSERVATION III (Dʳ Vermeil.)

Rupture du périnée. — Pansements à l'eau oxygénée. — Suture le cinquième jour. — Réunion.

Appelé le 24 septembre par un de mes confrères près d'une primipare de 21 ans, grande, grosse, de l'aspect le plus vigoureux ; je dus faire une version, nécessitée par une présentation vicieuse ; l'enfant était très volumineux ; le dégagement des bras défléchis, puis celui de la tête, furent long et laborieux.

Après l'opération, je constatai une large déchirure du périnée, allant jusqu'à l'anus, sans intéresser le rectum.

En sortant du sommeil chloroformique, la malade fut prise de vomissements, une hémorrhagie se produisit et, comme il y avait, du reste, une tuméfaction considérable de la vulve et de toute la région périnéale, nous ne pouvions songer à tenter une restauration immédiate. Je me bornai à prescrire de panser la plaie toutes les deux heures, avec un morceau de tarlatane, imbibée d'eau oxygénée à six volumes. Ces pansements ne causaient à la malade qu'une légère cuisson, persistant pendant quelques minutes.

Cinq jours après l'accouchement, l'état général était excellent ; j'examinai la plaie périnéale et la trouvai aussi rose, aussi vive que le premier jour. Séance tenante, comme toute tuméfaction avait disparu, je me décidai à tenter la réunion.

Cette réunion fut faite au moyen de trois points de suture métallique profonde, en anses serrées au-devant de la ligne de réunion entamée.

La suture fut recouverte, comme l'avait été la plaie, de doubles de tarlatane imbibés d'eau oxygénée et arrosés toutes les deux heures, sans écarter les cuisses de la malade, qui fut sondée deux fois par jour, avec une sonde munie d'un long tube en caouchouc, de façon à conduire l'urine dans le vase, sans faire subir à la malade aucun changement de position. Pendant le même temps, l'opérée fut maintenue en état de constipation par l'administration de pilules d'extrait thébaïque de cinq centigrammes.

Le quatrième jour, j'enlevai les fils, qui avaient déterminé de légères excoriations de la peau ; la réunion était complète, sauf à la partie supérieure de la plaie, à l'angle vaginal.

La malade fut replacée dans la même position et les pansements oxygénés furent continués.

Le 4, deux jours après, un lavement fut administré et la première selle eut lieu sans accident. La réunion était parfaite et solide.

L'eau oxygénée nous aurait donc rendu ici ce service important, de maintenir, pendant quatre jours, la plaie périnéale à l'état de plaie fraîche, réunissable par ces procédés simples, que les auteurs ne conseillent guère de tenter qu'immédiatement après l'accouchement, à un moment où l'état général de la patiente et la tuméfaction des parties, les rendent le plus souvent inapplicables.

OBSERVATION IV (Dr Vermeil.)

Déchirure du périnée. — Pansements à l'eau oxygénée. — Réunion sans opération.

Le 15 octobre, j'assistais à l'acouchement naturel d'une jeune primipare de 19 ans, grande, blonde, molle, d'apparence peu vigoureuse ; la présentation était bonne. A chaque contraction, je faisais respirer à cette dame une bouffée de chloroforme ; les douleurs étaient peu intenses ou, du moins, peu ressenties, car la dilatation marchait rapidement. Cependant, la tête n'étant pas sur le plancher périnéal, je crus pouvoir quitter la patiente un instant, pour faire préparer le bain, les compresses, etc.

Tout à coup, elle me rappela ; d'un seul effort, sans crier, elle venait d'expulser la tête ; le corps vint facilement ; c'était, du reste, un tout petit enfant (2 k. 300).

Néanmoins, la sortie de la tête avait été trop brusque et je constatai une déchirure du périnée incomplète, mais assez étendue. Après les soins d'usage, je fis panser la plaie périnéale avec de petites boulettes de tarlatane, imbibées d'eau oxygénée à six volumes. Les jours suivants, les compresses de tarlatane furent changées quatre ou cinq fois par vingt-quatre heures et arrosées d'eau oxygénée toutes les deux heures. Les cuisses étaient maintenues rapprochées.

Les choses se passèrent tout simplement, le neuvième jour les surfaces s'étaient réunies.

OBSERVATION V (Dr Baldy.)

Rupture du périnée. — Pansements à l'eau oxygénée. — Guérison sans opération.

Mme G..., âgée de 25 ans, primipare, demeurant rue de Chabrol, 26, me fit appeler le 11 novembre 1882, vers huit heures du matin, pour l'assister dans son accouchement.

Le travail était commencé, mais il marcha avec la plus grande lenteur, car l'accouchement n'eut lieu que le 12, à deux heures du matin.

La tête, quoique très grosse, franchit la vulve sans accident; ce n'est qu'au passage des épaules que, malgré toutes nos précautions, une rupture du périnée, allant jusqu'à l'anus, sans intéreser le rectum, se produisit.

J'établis immédiatement le traitement à l'eau oxygénée. Je lavai, d'abord les parties avec de l'eau tiède et pansai la plaie avec des compresses imbibées d'eau oxygénée à trois volumes. Les cuisses furent maintenues rapprochées. Le 12, dans la journée, après avoir fait uriner la malade au moyen de la sonde (ce que je fis jusqu'au 18, une ou deux fois tous les jours), j'écartai légèrement les lèvres de la plaie et fis arriver sur cette plaie, pendant quelques secondes, de l'eau oxygénée pulvérisée au même volume qu'après l'accouchement. Des compresses imbibées de la même dissolution furent appliquées sur la déchirure, renouvelées trois fois par jour et humectées avec le même produit toutes les deux heures.

Ce traitement eut lieu pendant trois jours ; le 15, je suspendis la pulvérisation et me contentai de l'application de compresses.

Le 19, Madame G... n'ayant pas eu de garde-robes, je fis administrer vingt grammes d'huile de ricin, qui produisirent un bon effet.

Le 20, c'est-à-dire huit jours après l'accouchement, je constatai avec plaisir que la cicatrisation était complète, sauf à la partie supérieure, où elle ne tarda pas à se faire.

OBSERVATION VI. (Dr Andrey)

Kyste hydatique de l'abdomen, ayant traversé l'échancrure sciatique, pour venir faire saillie sous la peau dans la fosse iliaque externe droite.

Le 6 mai, j'étais appelé auprès de M. R...., âgé de 45 ans, marchand de vins, avenue de Clichy, qui se plaignait depuis deux mois environ d'une douleur siégeant à la partie supérieure de la région fessière droite, avec irradiation sur le trajet du nerf sciatique.

A l'examen, je constatai, loco dolenti, la présence sous la peau, à laquelle elle n'adhérait pas, d'une petite tumeur dure et du volume d'une grosse noisette, dont la nature m'était inconnue.

Après quinze jours de médications infructueuses, la tumeur ayant augmenté de volume, je me décidai à faire une ponction exploratrice, qui me permit de constater que j'étais en présence d'un kyste hydatique.

C'est alors que je priai mon confrère et ami, le Dr Baldy, de voir le malade avec moi et que, d'après ses conseils, je fis, après avoir agrandi l'ouverture et y avoir fait pénétrer un tube à drainage, des injections d'eau oxygénée.

Il y eut issue d'une très grande quantité d'hydatides de différentes grosseurs.

Plus d'un mois après la première ouverture, nous constations encore de temps en temps la sortie d'hydatides, ce qui nous fit penser que nous n'avions pas atteint le point d'origine du kyste ou qu'il avait plusieurs loges.

Le docteur Blum, chirurgien des hôpitaux, appelé en consultation, fut d'avis de faire une large ouverture avec le thermo-cautère. Le malade était très affaibli et présentait une teinte cachectique très prononcée.

Le 6 juillet, l'opération fut pratiquée et nous montra que le kyste venait de l'abdomen, après avoir traversé l'échancrure sciatique dont le bord était atteint, une esquille en ayant été retirée.

Pendant quelques jours encore, il y eut issue d'hydatides, venant de la seconde poche, que nos injections pouvaient enfin atteindre.

La plaie, large et profonde, fut elle-même pansée à l'eau oxygénée à 3 volumes, l'escharre, très étendue, s'élimina très rapidement, sans donner d'odeur, malgré une suppuration abondante.

L'escharre éliminée, la cavité de la plaie, qui resta toujours d'un beau rose, se remplit promptement et trois mois et demi après le début, le tube fut enlevé, ce qui permit à l'orifice de se fermer.

Nous sommes au 27 février, le malade a repris ses forces, la guérison s'est jusqu'ici parfaitement maintenue.

OBSERVATION VII. (Dr Baldy)

Métrite chronique. — Traitement par l'eau oxygénée. — Guérison.

Mme A..., âgée de 48 ans, demeurant rue de Lévis, 86, éprouvait depuis 5 ou 6 mois des douleurs assez violentes dans le bas-ventre, avec écoulement vaginal muco-purulent, lorsqu'elle vint me consulter au mois d'avril 1882.

A l'examen, je constatai une inflammation granuleuse du col.

Les cautérisations avec une solution concentrée de nitrate d'argent, les badigeonnages avec la teinture d'iode, le tannin en insufflation ne me donnant pas de résultat satisfaisant, j'eus recours, un mois après le début du traitement, à l'eau oxygénée.

Deux bains locaux par semaine avec de l'eau oxygénée à 6 volumes et une injection tous les jours avec la même eau à 1 volume, modifièrent rapidement la surface malade.

La guérison était obtenue au bout de 20 jours de ce traitement et j'ai pu m'assurer, cette dame venant me voir de temps en temps, que la guérison s'était maintenue.

Observation VIII. (Dr Fabre)

Le docteur Fabre, connaissant mes expériences sur l'eau oxygénée, l'a employée l'un des premiers dans sa pratique.

Je suis très heureux de pouvoir reproduire ici les observations qu'il me fait parvenir.

Du traitement de la cystite purulente par les lavages d'eau oxygénée et de quelques applications thérapeutiques de ce médicament.

Le 14 avril 1882, je fus appelé auprès d'un de mes clients, M. Ch..., âgé de 84 ans, demeurant à Paris, rue des Batignolles.

Sachant que le malade avait été traité un an auparavant pour une cystite aiguë, je demandai à voir les urines ; elles étaient troubles et l'analyse, faite à la pharmacie Planche, concluait à la présence d'une quantité considérable de globules de pus, mélangés à des débris d'épithélium de la vessie.

Le premier mai, la quantité de pus dans les urines était si considérable que, dans un bocal renfermant deux litres d'urine, bocal ayant 10 à 12 centimètres de diamètre, le dépôt mesurait une hauteur de 4 centimètres. L'odeur de cette urine était telle qu'il était impossible de la conserver.

J'instituai immédiatement des lavages à l'eau phéniquée (1 p. 100). Le lendemain, diminuation du pus et odeur moins désagréable. Les lavages sont alternativement refusés et acceptés par mon client pendant tout le mois de mai.

Le 31 mai, douleurs aiguës du côté de la vessie et du rectum. Le premier juin les pieds sont enflés, les urines ont diminué (à peine un demi-litre dans les 24 heures). Le pouls est petit et à 120.

Le 2 juin, le pouls est à 80, les douleurs ont disparu, les urines un peu plus abondantes sont toujours fortement ammoniacales et renferment beaucoup de pus.

Ne voulant pas recourir à de nouveaux lavages à l'acide phénique, qui avaient été mal supportés, j'allai voir mon confrère, le Dr Baldy, lequel mit à ma disposition un flacon de 250 grammes d'eau oxygénée à 10 volumes.

Connaissant les expériences du Dr Baldy, je résolus dans le cas de M. Ch., affecté de cystite purulente, c'est-à-dire d'ulcération et d'état granuleux de la muqueuse de la vessie, avec décomposition de l'urée, d'expérimenter l'eau oxygénée en lavage.

Le 3 juin, je procédai ainsi qu'il suit : une cuillerée d'eau oxygénée à 10 volumes et cinq cuillerées d'eau ordinaire tiède furent injectées lentement dans la vessie.

4 juin. Le pus a diminué, les urines n'ont plus d'odeur.

5 juin, 6 juin, ... 11 juin. Lavages quotidiens, en ayant soin de diluer de plus en plus le mélange. L'usage de salpètre fait augmenter la sécrétion urinaire, l'enflure des jambes d'minue, le pouls bat à 60, 70, 80 pulsations par minute.

26 juin. Plus de trace de pus dans les urines, le teint cachectique a disparu ; pouls plein et régulier à 60, 70 pulsations par minute (1).

Dans deux cas d'ozène, j'ai prescrit des irrigations d'eau oxygénée à 5 volumes ; en quarante-huit heures l'odeur nauséabonde que les malades répandent a disparu.

Le 14 juin 1882, j'ai opéré un enfant d'un abcès froid de la cuisse et me suis servi pour l'irrigation des plaies d'eau oxgyénée à trois volumes. En ayant manqué pendant quelques jours, le pus répandait une telle odeur qu'il était impossible de rester à côté du malade ; cette odeur a disparu avec la reprise des lavages à l'eau oxygénée.

L'eau oxygénée trouvera son emploi dans toutes les formes atônes des affections chroniques, avec dilatation gazeuse de l'estomac, le coryza chronique, la métrite chronique avec catarrhe abondant de la muqueuse utérine, la stomatite ulcéreuse et gangréneuse, la conjonctivite granuleuse et purulente, le chancre phagédénique, etc.

Observation VIII (Dr Péan, Saint-Louis).

Ophtalmie purulente traitée par l'eau oxygénée. — Guérison.

A..., 20 ans, domestique, entre le 7 août 1882 dans le service du Dr Péan.

---

(1) V. *Bulletin général de thérapeutique médicale et chirurgicale*, 15 août 1882, et pour mon observation, *Thèse* du Dr Larrivé, 1883.

Elle avait contracté quelques semaines avant une vaginite, qui existait encore.

Le 25 juillet elle éprouva un sentiment de cuisson dans les yeux et le lendemain elle remarqua qu'ils étaient rouges et larmoyants.

Peu à peu, les douleurs devinrent plus vives, les paupières se gonflèrent, c'est à peine si elle pouvait les entr'ouvrir ; du pus s'y forma.

A son entrée à l'hôpital, l'œil gauche était complètement fermé, les paupières rouges et très gonflées ; un pus verdâtre baignait les cils.

En écartant les paupières, le pus s'écoula en grande quantité. — Photophobie très grande, iris contracté.

L'œil droit, quoique très malade, était en moins mauvais état.

Les organes génitaux étaient le siége d'une sécrétion verdâtre (Tuméfaction, Erythème).

Les paupiéres sont lavées avec de l'eau oxygénée à 3 volumes ; un jet d'eau au même volume est lancé dans les yeux et des compresses imbibées du même produit sont appliquées sur les yeux.

Les lavages sont faits trois fois par jour.

Injections dans le vagin avec de l'eau oxygénée.

Le 10 août, grande amélioration du côté de l'œil droit.

L'œil gauche est à peu près dans le même état, sauf l'écoulement du pus qui est un peu moindre. Photophobie toujours très grande.

Le 12, mieux sensible, même traitement local.

Le 13, plus de pus à droite ; la conjonctive est beaucoup moins rouge, la pupille est normale ; la malade ne souffre plus et supporte plus facilement la lumière.

A gauche, la suppuration est moins considérable, le gonflement des paupières a disparu ; chémosis peu marqué ; photophobie moindre. Toujours même traitement.

Le 17, plus d'écoulement de pus. Les yeux sont encore rouges, mais la malade souffre à peine et elle voit parfaitement ; seulement il existe toujours un peu de photophobie.

Le 21, plus de photophobie, guérison presque complète ; un bandeau flottant est prescrit.

Le 30, ophtalmie et vaginite sont guéries.

Observation IX (Dr Baldy).

Diphtérie. — Traitement par l'eau oxygénée. — Guérison

M. A..., âgé de 50 ans, demeurant 47, rue Boursault, vint me consulter le 25 juillet 1882.

Il se plaignait d'avoir mal à la gorge depuis trente-six heures, la déglutition était difficile, la voix rauque.

L'examen me fit constater que tout le voile du palais et les bords de la langue, à sa base, étaient tapissés de fausses membranes résistantes ; il en existait même un peu sur le pharynx. Les ganglions du cou étaient pris ; fièvre modérée.

Je fis rentrer chez lui le malade auquel je badigeonnai trois fois la gorge jusqu'à minuit avec un pinceau-éponge imbibé d'eau oxygénée à 10 volumes. Ce badigeonnage fut un peu douloureux.

Dans l'intervalle des badigeonnages, le malade se gargarisait avec de l'eau à un volume.

Le 26, les badigeonnages font détacher quelques membranes qui laissent à leur place une surface très rouge.

Le 27, badigeonnages avec de l'eau à 4 volumes.

Le 28, amélioration sensible. Moins de fausses membranes ; surface très rouge ; langue enflammée ; je ne me sers plus que d'eau à 2 ou 3 volumes.

Le 30, la guérison était obtenue, le traitement était suspendu et le malade put, au bout de quelques jours, reprendre ses occupations.

Observation X (Dr Duboys, clinique du Dr Fieuzal).

Ténotomie. — Ulcération de mauvaise nature de la conjonctive et du muscle droit interne. Traitement à l'eau oxygénée. — Guérison.

Mademoiselle Berthe D..., âgée de 8 ans, est amenée par son père à la clinique nationale des Quinze-Vingts, pour être opérée de strabisme convergent de l'œil droit.

Le 30 octobre 1882, le Dr Fieuzal pratique la ténotomie du droit interne. Opération normale. Le bandage, laissé pendant trois jours, est enlevé définitivement le quatrième jour et on ordonne à la malade une solution d'eau phéniquée au vingt-cinquième en lavages fréquents avec moitié eau tiède.

Au bout de quelques jours la plaie conjonctivale et la plaie musculaire n'ont aucune tendance à la cicatrisation et restent toujours rouges. On voit même apparaître, vers le dixième jour, un fond grisâtre de mauvaise nature, ressemblant à un ulcère phagédénique. La malade continue à se laver avec l'eau phéniquée.

Le 15 novembre, le Dr Fieuzal, voyant l'ulcère se creuser, ordonne l'eau oxygénée du Dr Baldy, qui est employée de la façon suivante :

Lotions d'eau oxygénée à 3 volumes, trois ou quatre fois par jour, et application de compresses imbibées de cette solution et recouvertes de taffetas gommé. Cinq jours après, la malade vient nous voir et on peut constater une amélioration notable. L'aspect grisâtre de la plaie n'existe plus, elle a pris, au contraire, un aspect rosé de bonne nature.

La malade continue le même traitement et la cicatrisation est tellement rapide que le 28 novembre la guérison est complète.

OBSERVATION XI (Dr Baldy).

Muguet. — Badigeonnages avec l'eau oxygénée. — Guérison.

Madame C..., 76, rue de Passy, avait voulu, quoique très anémique, élever son enfant au sein.

Le 15 janvier 1882, je fus appelé et je constatai que l'enfant, qui avait alors un mois, était affecté d'un muguet assez confluent.

Trois ou quatre badigeonnages avec de l'eau oxygénée à un volume et demi suffirent pour faire disparaitre le muguet.

Une nourrice remplaça pendant quelques mois la mère, et l'enfant, plus tard élevé au biberon, se porte aujourd'hui aussi bien que possible.

Observation XII (Dʳ Baldy).

Muguet confluent. — Guérison

. C .., 13, rue Trézel, enfant de 14 ans, était au dix-huitième jour d'une fièvre typhoïde, lorsque je fus appelé pour lui donner des soins, au mois de juillet dernier, en remplacement de mon confrère et ami le Dʳ Gasne.

A ma première visite, je trouvai chez cét enfant, dont la déglutition était difficile, le pharynx, tout le voile du palais et une partie dè la muqueusè buccale recouverts d'une couche de muguet très épaisse.

Ce muguet fut guéri en deux jours par l'àpplication de l'eau oxygénée à 2 volumes, 8 à 10 badigeonnages furent nécessaires.

Observation XIII (Dʳ Lambert.)

Blennorhagie traitée par l'eau oxygénée. — Guérison.

M. X...., âgé de 22 ans, étudiant en droit, vint me trouver le 15 février pour un écoulement caractéristique de la blennorrhagie. Ayant entendu dire beaucoup de bien des effets produits par l'eau oxygénée dans différentes circonstances, je me proposai de l'employer dans le cas présent.

Le 16 février 1883, je fis prendre au malade quatre injections avec de l'eau oxygénée à trois volumes, et j'eus soin de recommander au patient de conserver l'injection pendant huit ou dix minutes (ce qui lui paraissait très long).

Le même traitement fut renouvelé pendant huit jours et à cette époque tout écoulement cessa.

Un point qui m'a particulièrement intéressé dans l'emploi de ce médicament, c'est que le malade, au bout de trois jours, ne ressentit plus aucune douleur vive dans le canal au moment de la miction.

L'écoulement changea brusquement de couleur ; il n'avait plus cet aspect purulent du début, et les lèvres du méat n'étaient plus tuméfiées au bout d'une douzaine d'injections, c'est-à-dire après trois jours de traitement.

Dès ce moment, il ne s'écoula plus que quelques gouttes de sérosité et cet écoulement avait complètement disparu le 23 février.

OBSERVATION XIV (Lermoyer, interne des hôpitaux.)

Blennorrhagie. — Traitement par l'eau oxygénée. — Guérison.

Joseph B..., étudiant en médecine, contracta sa première blennorrhagie le 14 décembre 1882.

Le soir du quatrième jour du coït il éprouva, à l'extrémité du méat, un léger chatouillement qui s'accentua dans la nuit, et le matin il constata avec surprise la présence d'une gouttelette de pus que la presion de l'uréthre fit perler à l'orifice.

Pendant trois semaines, Joseph B... prit tous les jours des capsules d'extrait étheré de cubèbe et se soumit à un régime très sévère. Ce traitement immobilisa la blennorrhagie, qui resta indolente et limitée à la partie antérieure de l'uréthre. La moindre veille pourtant, la moindre fatigue, le moindre écart de régime, ramenaient une poussée aigue.

Le 1er janvier 1883, apparait à droite une vivè douleur suspubienne; le lendemain, la glande séminale droite était un peu engorgée, le cordon plus gros et douloureux; il y avait de la douleur périnéale, s'exaspérant au moment de la miction et suppression de l'écoulement.

Le malade, espérant calmer ses douleurs par le rappel de l'écoulement uréthral, cessa, dès le 7 janvier, le traitement au cubèbe et reprit son régime habituel.

Le 8, l'écoulement reparut assez abondant, mais la miction fut difficile, douloureuse.

Le 9, au matin, fut faite la première injection à l'eau oxygénée à trois volumes; une seconde fut faite le soir, et trois autres le lendemain de dix minutes chacune, sans amener aucune modification.

Le malade avait repris son régime habituel.

Le 11, douleur vive à la fin de l'injection et la miction pénible.

Le 12, au réveil, la pression du méat donna une goutte de liquide albumineux et filant; l'injection du matin fut si douloureuse qu'elle dut être interrompue au bout de cinq minutes; à midi et le soir, les douleurs se reproduisirent violentes, progressives et le malade évitait d'uriner.

Le 13, les injections furent faites avec de l'eau à deux volumes ; les symptômes douloureux s'amoindrirent ; le méat, jusque-là, rongé et boursoufflé, se ratatina.

Le 14, deux injections seulement, courtes et faibles ; la miction se sentait à peine.

Enfin, le 15 au matin, il n'y avait plus d'écoulement ; une injection fut faite, ce fut la dernière.

Le malade était guéri et la guérison s'est maintenue.

OBSERVATION XIV (Dr Duboys, clinique du Dr Fieuzal.)

Ecthyma grave traité par l'eau oxygénée. — Guérison.

Mlle L..., 23 ans, se présente à la clinique particulière de M. le Dr Fieuzal le 17 novembre 1882, pour une iritis sympathique du côté droit, occasionnée par un Leucôme adhérent, avec ancienne endo-choroïdite du côté gauche.

L'énucléation est pratiquée le 20 novembre et l'iritis est considérablement amélioré par cette opération et par le traitement consécutif.

Cette jeune fille, d'un tempérament scrofuleux, non encore réglée, présente toutes les apparences d'une cachexie profonde. Les jambes maigres et réduites presque à la charpente osseuse, sont presque entièrement couvertes de plaques d'Ecthyma ne laissant que très peu de peau saine.

Ces plaques, dont quelques-unes mesurent jusqu'à six centimètres carrés, sont analogues à d'anciens ulcères variqueux, couverts de croûtes noires, à l'aspect gangréneux, et n'ayant aucune tendance à la cicatrisation.

Depuis l'âge de 12 ans, au dire de la malade, ces plaques ont toujours existé et ont résisté à tous les traitements employés pour les guérir, tels que : pommades, lotions, etc. La malade ne peut plus se mettre dans son lit sans avoir ses jambes écorchées, sanguinolentes.

C'est alors que M. Fieuzal ordonne du sirop de Gibert et emploie l'eau oxygénée du Dr Baldy, qui nous est offerte très gracieusement par ce praticien.

Depuis le 25 novembre jusqu'au 9 décembre, la malade est pansée régulièrement deux fois par jour de la façon suivante :

Après avoir lavé les plaques avec de l'eau oxygénée à 3 volumes, on les recoüvre de gâteaux de charpie imbibée de la même solution. Le pansement est maintenu avec un morceau de taffetas gommé et une bande.

Trois ou quatre jours après, les croûtes tombent et on voit les ulcères prendre l'aspect rosé des plaies de bonne nature. Enfin, au bout de 10 à 12 jours, la cicatrisation a été si rapide, que la malade peut rentrer chez elle le 9 décembre, n'ayant plus que de petites plaies en voie de parfaite guérison.

OBSERVATION XV (Dr Baldy).

Ulcération syphilitique du pharynx. — Pansements à l'eau
oxygénée. — Guérison.

M. M..., rue des Apennins, souffrait de la gorge depuis une dizaine de jours, lorsqu'il me fit appeler le 27 novembre 1882.

Le premier jour, la langue étant très enflammée, il me fut impossible d'examiner le fond de la gorge. Je me contentai de prescrire au malade des bains de bouche fréquents avec une décoction de racines de guimauve et de têtes de pavot, et un gargarisme légèrement chloraté.

Le 28, même état, salivation abondante; le malade peut à peine avaler quelques cuillerées de boisson. Même traitement

Le 29, je pus enfin, mais avec bien de la peine, examiner la gorge où je découvris, sur le pharynx, une ulcération assez étendue.

Cette ulcération, fut, le jour même, touchée avec un pinceau-éponge imbibé d'eau oxygénée à 5 volumes, et le malade se gargarisa de temps en temps avec de l'eau à un volume. Dès le troisième jour de ce traitement, l'ulcération avait pris meilleur aspect, et le 9 octobre, la guérison était obtenue, après une quinzaine de badigeonnages.

Je dois faire observer que j'avais, dès le 2 octobre, soumis le malade au sirop de Gibert.

Je pourrais multiplier le nombre des observations ; mais celles que je viens de donner, jointes à celles consignées dans la thèse de Dᵣ Larrivé, suffiront, je l'espère, à faire comprendre l'utilité de l'eau oxygénée.

Je ne terminerai pourtant pas ce travail sans faire observer que, dans le service du docteur Vidal, à l'hôpital Saint-Louis, de très bons résultats ont été obtenus, surtout dans l'herpès circinné, le pytiriasis, que les expériences vont se continuer et que je ne désespère pas qu'on puisse arriver à guérir la teigne, soit par l'emploi de l'eau oxygénée pure, soit par son mélange avec d'autres produits.

Le docteur de Sinety n'a eu lui-même qu'à se féliciter de l'emploi de ce produit dans les vaginites, et le docteur Landolt paraît s'en être bien trouvé dans l'ophtalmie purulente.

Le docteur Voisin l'a heureusement employée dans le diabète.

Je dois dire aussi que j'ai eu quelques succès dans certaines formes de dyspepsie, et que plusieurs diabétiques ont vu leur état s'améliorer rapidement sous l'influence du traitement oxygéné.

Je peux en citer un entre autres, M. B., rue des Dames, auquel je donne des soins depuis huit ans.

Les urines de ce malade contenaient de 35 à 40 grammes de sucre par litre, et il en rendait environ trois litres par jour.

Grâce à un régime très sévère, cette quantité de glycose avait diminué de moitié, lorsqu'il y a trois mois et demi, je le soumis au traitement oxygéné.

Sous l'influence de l'eau oxygénée à huit volumes, dont il a pris de une à six cuillièrées par vingt-quatre heures, en dehors des repas, c'est-à-dire de 5 à 30 grammes, diluée dans un demi-litre d'eau, M. B., quoique faisant usage dans son alimentation de 500 grammes de pain par jour, n'en rend plus que 6 à 8 grammes.

Cet homme, âgé de soixante ans, qui avait perdu ses forces, qui mangeait fort peu, est aujourd'hui d'un appétit vorace et peut se livrer à ses occupations comme avant sa maladie.

J'aurais désiré, ayant le premier appliqué à la chirurgie et même à la médecine, du moins en France, l'eau oxygénée, faire un travail plus complet, mais je m'aperçois tous les jours que l'emploi de cet antiseptique excitant est en général très mal compris, aussi ai-je cru devoir ne pas attendre plus longtemps pour faire connaître ce qu'une expérience, déjà assez longue, m'a permis de constater.

Mes expériences se continueront du reste, tant au point de vue du produit que de ses applications, et, dans un prochain mémoire, je m'occuperai plus spécialement de la question médicale.

Il ne me reste plus, pour le moment, qu'à résumer très brièvement ce que je viens d'écrire ; ce résumé me servira de conclusion.

L'eau oxygénée, difficile à préparer, surtout pour l'obtenir à un état de pureté convenable, suffisamment stable et neutre ou très légèrement acide, doit être, si elle est destinée aux malades, uniquement préparée pour cet usage.

La question des germes, animaux ou végétaux, dont les noms varient à l'infini, est encore loin d'être élucidée.

Les microbes existent pourtant, et qu'ils soient le virus ou de simples véhicules du virus, qu'ils soient cause ou effet, qu'ils soient nocifs dans certains cas et inoffensifs dans d'autres, ce qu'il est très difficile de reconnaître, je me suis attaché à les détruire.

Sous l'influence de l'eau oxygénée, comme le démontrent les expériences de laboratoire, ce qu'a parfaitement prouvé le docteur Regnard, ce que nous avons pu constater nous-mêmes par le microscope, les fermentations s'arrêtent ; les bactéries et leurs spores sont immobilisées ; plus de production, et, si elles ne sont pas tuées immédiatement, de nouvelles doses d'eau oxygénée ne tardent pas à les détruire.

Ce qui se passe dans un flacon doit également se passer sur les plaies ; c'est ce qui nous explique les modifications favorables et rapides qui se produisent sur les plaies de mauvaise nature.

L'emploi de l'eau oxygénée exige cependant quelques précautions.

A l'état aigu, sur des plaies fraîches, il ne s'agit plus d'arrêter une fermentation, mais bien de la prévenir, et, dans ce cas, c'est à dose faible qu'il faut l'employer.

Il n'en est plus de même pour les vieilles plaies, pour les plaies sphacélées, pour les ulcères variqueux. Ici on peut agir sans crainte, se servir d'eau contenant 6 à 10 volumes d'oxygène, jusqu'au moment où ces plaies ont pris un bon aspect et ressemblent à des plaies fraiches, ce qui ne tarde pas à arriver.

Pour les affections spéciales, c'est à chacun de nous de chercher ; mais, règle générale, quand il n'y a pas un danger immédiat, je crois utile, à l'état aigu, de n'avoir recours qu'à une eau oxygénée peu élevée en volume.

Cependant, je dois faire observer que depuis que ce travail a été commencé, plusieurs confrères m'ont adressé des observations très-intéressantes paraissant faire exception à la règle. Je ne peux donc qu'engager médecins et chirurgiens, surtout nos maîtres chargés d'un service hospitalier, à expérimenter ce nouveau produit, éminemment français, afin que ses applications, ses perfectionnements ne semblent pas, comme tant d'autres, nous venir de l'étranger.

PARIS -- Imp. Porreau, 58, rue Grenéta, près la rue Montorgueil,

www.ingramcontent.com/pod-product-compliance
Ingram Content Group UK Ltd.
Pitfield, Milton Keynes, MK11 3LW, UK
UKHW021008120726
13693UKWH00004B/1841